NOUVELLE ÉTUDE MÉDICALE

SUR LES EAUX BICARBONATÉES SODIQUES

DE VALS

(ARDÈCHE)

Comparaison avec leurs analogues de Vichy

PREMIÈRE PARTIE

> Les eaux de Vals sont remarquables
> par leur composition minérale, qui les
> rapproche des Eaux de Vichy et qui as-
> signe à ces deux stations, une place à part
> parmi les bicarbonatées sodiques.
>   (Durand Fardel, *Dictionnaire des
> Eaux minérales,* article Vichy.

PRIX : 1 FR. 50

PARIS

ADRIEN DELAHAYE, LIBRAIRE-ÉDITEUR,

PLACE DE L'ÉCOLE-DE-MÉDECINE.

1865

NOUVELLE ÉTUDE MÉDICALE

SUR LES EAUX BICARBONATÉES SODIQUES

DE VALS

(ARDÈCHE)

Comparaison avec leurs analogues de Vichy

PREMIÈRE PARTIE

Les eaux de Vals sont remarquables par leur composition minérale, qui les rapproche des Eaux de Vichy et qui assigne a ces deux stations, une place a part parmi les bicarbonatees sodiques.
(Durand Fardel, *Dictionnaire des Eaux minérales,* article Vichy.

PARIS

ADRIEN DELAHAYE, LIBRAIRE-ÉDITEUR,

PLACE DE L'ÉCOLE-DE-MÉDECINE.

1865

INTRODUCTION.

———

Avant que Vichy fût, Vals existait et florissait même comme station d'eaux minérales.

Les sources de Vals sont en date les premières eaux bicarbonatées sodiques de France.

Les sources de Vichy ne sont venues que long-temps après.

Depuis cinquante ans, Vichy s'est substitué à Vals.

A quoi tient le changement de fortune qu'ont éprouvé ces deux stations, en prenant l'une la place de l'autre dans la vogue publique ?

Est-ce que les sources de Vals auraient failli à leur bonne réputation médicale ; est-ce qu'elles se seraient épuisées de quantité ou de qualité ? Est-ce

par contre que les sources de Vichy auraient mieux
mérité de la médecine ?

Il n'est rien de tout cela. La science de l'hydrologie constate de nos jours, comme il y a un siècle,
que les eaux de Vals sont de la même composition
chimique et ont les mêmes propriétés curatives que
celles de Vichy.

Pourquoi donc cette différence de destinée à valeur égale?

On pense généralement que deux établissements
semblables ne peuvent pas prospérer en même
temps. On pense aussi que les meilleures choses
ont leur époque de décadence.

La première de ces opinions est une erreur de
l'expérience : nous pensons, nous, qu'il y a place
en France pour les eaux de Vals et pour celles de
Vichy ; et d'ailleurs, si l'une devait céder à l'autre,
pourquoi serait-ce Vals plutôt que Vichy ?

Quant à la raison que les choses doivent tomber
lorsqu'elles ont fait leur temps, nous ne la trouvons
pas plus applicable à notre sujet.

Les établissements, comme les institutions, dé-
choient et finissent quand ils ont donné tout ce
qu'ils pouvaient donner.

Les eaux de Vals n'en sont pas là : elles sont aussi
jeunes que le jour de leur découverte, et les servi-
ces qu'elles ont rendus à la médecine et à la santé,
elles peuvent les rendre aujourd'hui aussi bien
qu'autrefois, sinon mieux, à l'aide des moyens mo-
dernes.

La vogue de Vichy et la baisse de Vals ne viennent donc pas de leurs eaux, dont les analogies et
les différences partielles sont constatées par la
science. Voici une meilleure raison.

Le succès des choses en ce monde est le prix du
travail de ceux qui les mènent. Tant que les médecins, qui sont les arbitres du sort des eaux, ont tra-
vaillé, c'est-à-dire agi, écrit et pensé pour celles de
Vals, la fortune a été fidèle à la station.

Le jour où ils se sont relâchés de ce soin, comp-
tant sur l'œuvre de la veille pour ne rien faire le
lendemain, les eaux de Vals, péchant par cet aliment nécessaire, sont entrées dans la période de
défaveur où elles viennent de passer un demi-siècle.

Maintenant si vous ajoutez qu'à cette période de
silence pour Vals correspond une période de travail et de publicité pressante de la part des médecins en faveur de Vichy, vous aurez tout le secret
de ce déplacement de fortune que les ignorants
appellent de la *chance*, faute de mieux.

La connaissance du mal en indique le remède.
Persuadé que les destinées de Vals ne sont pas à
bout, et que les bonnes choses ne s'excluent pas de
cela qu'elles se ressemblent; persuadé aussi que
la France est assez grande pour suffire à la pros-
périté de deux établissements comme Vichy, si on
les lui fait connaître, nous disons que, sans la con-
currence qui vise aux effets de la bascule, mais
avec les moyens d'une légitime émulation, on peut

relever les eaux de Vals à l'honneur dont jouissent les eaux de Vichy. Nous espérons démontrer sans peine que dans quelques cas elles seront préférées et préférables. Telle est notre conviction.

Puisse l'étude dont nous publions ici la première partie, renouant le passé à l'avenir, ouvrir l'ère nouvelle que nous présageons.

Que la Propriété de Vals, par ses travaux de bon aménagement et ses sacrifices bien entendus vienne en aide à la médecine comme elle le fait depuis quelques années, et la réalisation ne saurait faillir au présage.

Notre intention est de publier un livre qui mette à jour la thérapeutique des eaux de Vals, tant pour ce qui concerne leur exploitation dans l'Etablissement thermal que pour ce qui concerne leur emploi à domicile par les bouteilles transportées.

Nous donnons aujourd'hui la première partie de cet ouvrage.

La franchise avec laquelle nous venons de tracer ces quelques lignes de préliminaire indique suffisamment que nous sommes aussi dégagé d'illusion que libre de toute dépendance.

Notre travail traduira partout le sentiment d'impartialité scientifique dont nous sommes animé en soutenant néanmoins la cause de ces eaux, dont nous nous proposons de démontrer la valeur thérapeutique, valeur qui, suivant nous, n'est pas suffisamment appréciée.

ÉTUDE SUR LES EAUX MINÉRALES DE VALS

PREMIÈRE PARTIE

COUP-D'ŒIL HISTORIQUE SUR CES EAUX, CE QU'ELLES ONT ÉTÉ, CE QU'ELLES SONT ET CE QU'ELLES PEUVENT ÊTRE.

La station des eaux minérales de Vals ne date ni des Grecs ni des Romains, comme tant d'autres ; néanmoins ses archives hydrologiques ne manquent pas d'un certain intérêt.

La tradition porte qu'un pécheur de profession, qui exerçait sur les bords de la Volane, y distingua un jour une eau dont le goût différait de celle du torrent. Il en but, s'y baigna peut-être et se guérit d'une maladie chronique. C'était tout à la fin du 16° siècle.

La cure dut avoir du retentissement, puisqu'en 1609 un Président au Parlement de Grenoble, Claude Expilly, se rendit aux eaux de Vals et s'en trouva si bien qu'il voulut célébrer sa reconnaissance en prose et en vers.

Le noble malade avait été opéré de la pierre l'année auparavant. Il vint deux saisons à Vals, et vécut ensuite 28 ans. Ainsi, les sources de Vals ont débuté par leurs vertus lithontritiques, qu'elles ont toujours

conservées. Expilly nous apprend qu'en la saison de 1610
le village est trop petit pour le nombre des malades, et
que « *les logements y sont pleins tout-partout.* »

En 1639, Reinet, apothicaire d'Aubenas, publie une
étude sous le titre de *Observations sur les Fontaines minérales de Vals*, avec cette dédicace : *A puissante Dame
Marie de Montlor, Baronne d'Aubenas, etc.*

Il faut voir dans les livres du temps les progrès ra-
pides de la station de Vals, et le concours de malades de
tous les pays qu'y attire la renommée des cures qui s'y
font. Il est probable que le patronnage de la Dame de
Montlor contribua pour sa part à la réputation que les
eaux de Vals prirent à Paris et à la cour. Toujours est-
il qu'à cette époque, en France, aucune eau minérale,
soit sur les lieux, soit transportée en bouteilles, n'avait
la faveur de celles de Vals. Vichy ne vint que longtemps
après, nous l'avons dit.

En 1657 paraît le *Traité sur les Eaux minérales du
Vivarais*, par Antoine Fabre. Cette publication répond
à un vœu des États du Languedoc. De toutes les eaux
qu'étudie l'auteur dans cette province, aucune ne mérite l'épithète de *remède très-universel*, qu'il donne à
celles de Vals. Le chapitre de nos sources y est écrit
d'enthousiasme. Fabre y avait vu de si belles cures !

En 1673 paraissent sur les eaux de Vals deux études
magistrales de Serrier, un notable médecin d'Arles, qui
les avait pratiquées avec autant de soin que d'intelli-
gence. L'une de ces études est intitulée *Hydatologia*, et
traite des tumeurs et engorgments qu'on réduit par les
eaux de Vals ; l'autre. *Observationes medicæ*, est réellement remplie d'observations pratiques et d'aperçus dont
le temps n'a fait que confirmer la valeur, touchant les

propriétés thérapeutiques de ces eaux, notamment dans la cure des tumeurs du foie et de la rate, des calculs et de la gravelle, dans l'aménorrhée, etc.. etc., c'est-à-dire sur presque toutes les maladies aujourd'hui tributaires des eaux bicarbonatées sodiques.

A partir de cette époque, tous les ouvrages de thérapeutique veulent faire mention des eaux de Vals.

La littérature s'en mêla. Mme de Sévigné, qui était à moitié médecin, comme on le sait, dans une de ses Lettres, écrit : « L'un va à Vals parce qu'il est à Paris, « l'autre à Forges parce qu'il est à Vals ; tant il est vrai « que, jusqu'à ces pauvres fontaines, nul n'est prophète « dans son pays. »

Ce passage dit mieux qu'aucun autre la vogue dont jouissait la station.Ainsi, ne croirait-on pas que le voyage de Paris à Vals n'était qu'un jeu et que le chemin n'en était qu'une promenade. La vérité est qu'il n'y avait pas de route alors, et que nous nous figurons à peine les difficultés à vaincre pour y arriver. Mais les médecins envoient où l'on guérit, et les malades partaient à tout prix.

Ceux qui étaient trop malades ou qui ne l'étaient pas assez s'en faisait apporter les eaux. On conserve encore des lettres écrites de la cour de Versailles, sous Louis XV, par lesquelles on demande des eaux de Vals, pour le cardinal de Fleury, le comte de Cossé, le marquis de Rouillé, etc. L'une de ces lettres, entre autres, marque que le port de 12 bouteilles y revenait à 71 livres 2 sols.

C'est le cas de répéter que les bons remèdes n'ont pas de prix. Cependant il est agréable de penser qu'aujourd'hui 12 bouteilles des mêmes eaux, rendues à Paris, ne reviennent pas à plus de 9 fr. 60 c.

Depuis cette époque, à l'instar de toutes les bonnes choses de ce monde qu'on n'entretient pas, la station de Vals, malgré l'honorable mention qu'on en conserve dans les ouvrages spéciaux, s'est vu primer par la station de Vichy, qu'elle avait précédée et peut-être même préparée en faisant connaître les premières eaux bicarbonatées sodiques.

Mais le bon droit et la vérité, pour être négligé quelque temps, n'en sont pas moins les meilleurs titres. Il suffit de les rappeler pour les remettre en honneur. C'est le devoir que nous venons remplir pour notre part, et dans la mesure de nos forces.

On verra que les eaux de Vals sont les mêmes que celles de Vichy, du témoignage de M. Durand-Fardel, qui ne saurait être suspect. On verra de plus que, selon l'analyse de M. O. Henry, confirmative de celle de Dupasquier et autres, leurs sources présentent l'avantage d'une dose graduée de minéralisation répondant à tous les degrés voulus par l'indication médicale.

Que resterait-il donc à faire pour renouveler les prospérités d'autrefois? Peu de chose : il suffirait de mettre les médecins à même de savoir et de ne pas oublier que ces eaux méritent toujours leur estime et demandent à faire leurs preuves d'efficacité.

Il ne s'agit pas, en effet, d'une réputation usurpée : la station de Vals a été la première de son espèce en France. Elle fut longtemps sans rivale. C'est elle qui a introduit dans la médecine les eaux bicarbonatées sodiques. Nous rappellerons donc ses titres anciens, dont elle n'est point déchue depuis, et nous répétons qu'ainsi faisant, n'ayant rempli que notre devoir, les eaux de Vals rentreront dans la thérapeutique avec la plénitude de leurs droits.

LES EAUX DE VAIS. — LEURS SOURCES ET LEUR ÉTABLISSEMENT THERMAL.

A cinq kilomètres au sud de la ville d'Aubenas, et à l'entrée du joli bourg qui leur a donné son nom, se trouvent les eaux minérales de Vals et leur Etablissement thermal. La station n'a que deux siècles et demi d'existence, mais ses beaux jours datent du grand siècle de Louis XIV.

Les sources de Vals sont nombreuses, elles coulent à peu de distance l'une de l'autre, sur la rive gauche du torrent de la Volane, et dans le bassin étroit, ouvert au midi, que forment à leur base quelques-unes de ces belles montagnes de l'Ardèche, dont les sommets ne sont plus que des volcans éteints.

Le terrain dans lequel se forme la minéralisation de ces eaux est celui du granite ancien, des gneïs et du feldspath. Par place apparaît la roche quartzeuse, à la surface de laquelle se produit l'efflorescence des sels minéralisateurs au goût alcalin qui les caractérise.

Sur certains points se rencontre la roche feldspathique, pyriteuse et à nuance rougeâtre, sur laquelle on constate la présence des éléments arséniés qui fourniront l'explication chimique de la minéralisation exceptionnelle de l'une des sources, la *Dominique*, sans analogie de composition avec ses congénères les plus voisines de la station.

Çà et là, dans un espace assez étendu et par des fissures avec ou sans suintement d'eau minérale, on remarque des échappements de gaz acide carbonique, partant sans doute des gisements intérieurs. Les chercheurs de sources, qui n'ont pas eu d'autre indice se sont trompés souvent à les prendre pour guide.

C'est à M. Galimard, propriétaire actuel des eaux de Vals, dont les travaux de sonde et de captage ont décuplé le débit, que nous devons de pouvoir donner ces premières notions géologiques. La science lui saura gré d'aider à les compléter.

Les sources de Vals, à l'exception de la *Dominique*, sont toutes de l'espèce dite des Bicarbonatées Sodiques. Avec cette particularité à noter, que les sels toniques et l'acide carbonique s'y trouvent dans des proportions généralement supérieures à celles que l'on constate dans les eaux de cette même espèce. Nous verrons aussi l'avantage de la basse température qu'elles ont.

Nous parlerons du pays, comme site pittoresque, comme climat salubre, et comme séjour pour les étrangers malades qui viennent y faire leur cure, lorsque nous traiterons de l'Etablissement thermal.

Les eaux de Vals ne sont pas précisément athermales :
leurs sources, dont la température est constante pour
chacune, ne varient entre elles que de 13 à 16 degrés
centigrades. Mais cette température inférieure est d'une
importance notable pour la stabilité des eaux transportées. Quant aux usages balnéaires de l'Établissement,
nous verrons que cette thermalité est sans inconvé-
nients.

La transparence des eaux minérales de Vals est bien
celle des eaux de roche. La limpidité en est parfaite.

Elles sont douces au toucher, et la peau prend à leur
contact un peu prolongé de la finesse et de l'élasti-
cité.

Leur saveur est celle des eaux alcalines acidules les
plus franches de l'espèce. L'acide carbonique, dont elles
prennent leur goût piquant et apéritif, s'y trouve à tous
les degrés de dose et de dissolution convenable.

Le goût salé et l'odeur particulière que donnent les
eaux de Vichy ne sont point sensibles dans les eaux de
Vals, inscrites cependant au premier rang des bicarbonatées sodiques de France.

L'espèce et la proportion des éléments qui entrent
dans la formule naturelle des eaux de Vals pour en
constituer la minéralisation, donnent à prévoir au chimiste que la composition en doit être stable. En effet,

le séjour dans la bouteille et les expéditions au loin, lorsque les précautions ordinaires ont été observées, les laissent dans toute leur intégrité. Mais c'est particulièrement à la charge de leur acide carbonique qu'elles doivent cette immunité de toute altération.

Une remarque vulgaire qu'on peut faire, c'est que le gaz acide carbonique est si intimement uni aux autres éléments de l'eau de Vals, qu'on peut en laisser les bouteilles imparfaitement bouchées, sans qu'il s'évapore ; contrairement à ce que l'on observe des eaux moins stables ou des eaux de Seltz artificielles, qui ne peuvent rester quelques instants débouchées sans devenir un liquide fade et nauséeux par la perte de ce même gaz.

Nous verrons plus loin les propriétés qui distinguent les eaux bicarbonatées sodiques de Vals dans leur effet sur l'organisme en l'état de santé et en l'état de maladie, c'est-à-dire dans leur action physiologique et thérapeutique.

PROPRIÉTÉS CHIMIQUES DES EAUX DE VALS. — LEUR ANALYSE COMPARÉE AVEC CELLE DES EAUX DE VICHY.

Les eaux minérales en général, et celles de Vals en particulier, doivent être considérées moins comme un mélange que comme une combinaison de leurs éléments minéralisateurs. Ajoutons encore, pour être d'accord avec les principes de l'hydrologie médicale, que cette combinaison est d'un ordre supérieur aux combinaisons que pourrait effectuer le plus savant chimiste dans son laboratoire, fût-il en possession de tous les éléments qu'il y décèle.

Les eaux minérales enfin sont un médicament tout fait, produit par la nature ; l'art du pharmacien ne saurait en approcher que de fort loin.

Néanmoins le médecin a tout intérêt à connaître les matières qui entrent dans leur composition afin que, connaissant les propriétés de ces matières sur l'économie, il en prévienne les effets et en dirige les applications.

C'est ce qui justifie le soin que se donnent les auteurs, d'étudier une eau minérale et d'en exposer le tableau analytique avant de passer aux considérations médicales. Nous allons nous conformer à cette règle.

ANALYSE DES EAUX DE VALS.
(Les bicarbonatées sodiques.)

Par M. O. HENRY, membre de l'Académie de médecine.

Ces proportions de produits sont prises sur un litre ou 1000 grammes d'eau de chacune des principales sources dont suivent les noms : *Magdeleine, Désirée, Précieuse, Rigolette, Saint-Jean.*

	Thermalité 13 degres.	Magdeleine	Désirée	Precieuse	Rigolette	Saint-Jean
1,000 gram. d'Eau minérale de Vals	Acide carbonique libre......	2.050	2.145	2.218	2.095	2.423
	Bi-carbonate de soude.....	7 280	6.040	5 940	5.800	1.480
	— de potasse.....	0 255	0 263	0.250	0.263	0.040
	— de chaux.....	0 520	0.571	0.650	} 0.259	0.310
	— de magnesie...	0 672	0 900	0.750		0.120
	— de fer et manganèse	0 009	0.010	0.010	0.024	0 006
	Chlorure de sodium	0.160	1.100	1.080	1 200	0 060
	Sulfate de soude et de chaux	0 255	0 200	0.183	0.220	0 034
	Silicate et silice, Alumine....	0.007	0.038	0.060	0.060	0.080
	Iodure alcalin					
	Arsenic ou Arseniate.......	traces	indice	indice	traces	indice
	Bi-carbonate de Lithine.....					
	Matière organique.........					
		9.248	9.142	8.885	8.826	2.151

L'habitude que l'on a dans la science, de comparer les eaux de Vals à celles de Vichy, comme l'a fait tout récemment M. Durand-Fardel dans son Dictionnaire, nous engage à placer ici le tableau de l'analyse de ces dernières. On verra que rien n'est plus exact que cette analogie, quant aux éléments qui constituent cette grande classe d'eaux minérales.

ANALYSE DES EAUX DE VICHY.

Nous prendrons seulement les cinq sources de Vichy les plus employées pour la boisson, c'est-à-dire celles de l'*Hôpital*, de la *Grande-Grille*, d'*Haute-Rive*, *Lardy* et *Mesdames*.

Analyse chimique des principales sources minérales de Vichy.

	Gde-Grille (O. HENRY.) lit.	Hôpital (O. HENRY.) lit.	Source Lardy (LEFORT.) lit.	Hauterive (BOUQUET.) gr.	Source de Mesdames (BOUQUET) gr.
Acide carbonique libre. . .	0 251	0 280	0 519	2 183	1 908
	gr.	gr.	gr.		
Bicarbonate de soude. . . .	4 900	5 150	4 461	4 687	4 016
— chaux	0 107	0 661	0 610	0 432	0 604
— magnesie. . . .	0 063	0 550	0 084	0 501	0 425
— lithine et strontiane.	traces	traces	indic.	pot.0 189	potas. 0 189
— fer, manganèse. .	0 001	0 006	0 031	0 017	0 026
Sulfate de soude. . . .	0 469	0 502	0 175	0 291	0 250
— potasse	0 020	0 040	0 078		
Chlorure de sodium. . . .	0 558	0 460	0 667	0 534	0 535
— potassium	0 004	0 020	traces		
Silicate de soude. . . .	0 400	0 120	0 092	0 071	0 032
— alumine	0 230	0 120	0 017		
Matière organique azotée. .	indices	indéterm.	indices	traces	traces
	6 764	7 409	6 213	6 722	5 897

Il nous semble résulter du rapprochement synoptique de ces deux tableaux que les eaux minérales de Vals fournissent le médicament le plus analogue possible à celui que fournissent les eaux de Vichy, sauf les réserves concernant le gaz acide carbonique, la température, et les substances toniques en faveur de Vals.

Les quelques chiffres partiels qui en marquent les variantes différentielles, ne peuvent que confirmer au fonds leur similitude générale. Ce sont bien les deux eaux bicarbonatées sodiques, qui sourdent dans deux lieux différents, mais qu'on trouverait naturel de voir sourdre dans le même lieu.

Enfin, il est certain que, si les formules d'un médicament ont une signification thérapeutique, le médecin peut alterner ses ordonnances en prescrivant les eaux de Vichy à la place des eaux de Vals, et celles de Vals à la place de celles de Vichy. Ce moyen de varier le même médicament aux malades a bien son utilité dans la pratique.

En dehors de cette comparaison, que nous avons trouvé bon de faire remarquer, il nous reste peu de chose à dire sur l'analyse des eaux de Vals. On voit du premier coup d'œil que ce sont bien des bicarbonatées sodiques au plus haut titre ; les médecins et les malades n'en ont pas de plus familières ; on les trouve partout, comme les maladies dont elles soulagent ou qu'elles guérissent ; elles sont passées de la thérapeutique dans les bonnes habitudes de l'hygiène. Nous nous croyons enfin tout naturellement dispensés de tous autres renseignements, lorsque nous avons dit et montré que les eaux de Vichy sont de la même essence chimique et de la même efficacité médicale que les eaux de Vals, et réciproquement ce que le médecin savait certainement à l'avance.

Il est cependant un point de cette ressemblance qu'il nous paraît utile de rectifier, à raison même de l'autorité de celui qui l'a soulevé et des conséquences qu'on pourrait induire de son assertion.

Nous prions le lecteur de ne considérer le Chapitre qui suit que comme une Note entre parenthèses, mais elle est nécessaire, comme nous espérons l'en convaincre s'il veut bien nous prêter un moment d'attention.

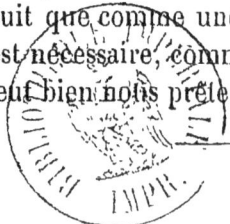

COMPARAISON DES EAUX DE VALS AVEC CELLES DE VICHY,

PAR M. DURAND-FARDEL.

Dans ses nombreux écrits sur les eaux minérales, M. Durand-Fardel a rarement manqué l'occasion de signaler l'identité d'espèce minérale qu'il y a entre les eaux de Vals et celles de Vichy, en même temps que la différence d'action thérapeutique, qui semblerait donner la supériorité à celles·ci dans le traitement de quelques affections.

Disons tout de suite que M. Durand-Fardel, dans cette comparaison, trouve que les eaux de Vals sont trop riches de composition pour la cure de certaines maladies des organes digestifs.

Il n'y a pas longtemps qu'on se plaint que les eaux minérales sont trop riches. Nous verrons bientôt l'origine de cette opinion nouvelle. Poursuivons notre sujet.

En résumant les passages de ces écrits, on voit que, selon l'auteur (1) :

« 1° Les eaux de Vals sont remarquables par leur « minéralisation, qui les rapproche de celle des eaux « de Vichy, et qui assigne à ces deux stations une place « à part parmi les bicarbonatées sodiques.

« 2° Que les eaux de Vals sont certainement les plus « riches en bicarbonate de soude que l'on connaisse. Ce

---

(1) Voir le *Dictionnaire des eaux minérales*, article VALS, page 892. Voir le *Traité des eaux minérales.*

« qui les caractérise enfin, c'est une force minéralisa-
« tion.

« 3° Cette richesse de minéralisation rend les eaux
« de Vals moins applicables dans quelques cas de ma-
« ladies de l'estomac ; mais, ajoute l'auteur, elles doi-
« vent posséder à un haut degré leurs qualités réso-
« lutives, et s'appliquer spécialement à la gravelle
« urique, aux engorgements hépatiques, spléniques, et
« à certains états anémiques. »

Ainsi, les eaux de Vals sont bonnes pour tout,
comme celles de Vichy, excepté pour certaines affections des organes digestifs, et c'est la puissance de leur
composition qui les rendrait impropres à cet effet. Du
reste, les eaux de Vichy ont le même inconvénient d'a-
près M. Durand-Fardel lui-même.

Qu'il nous soit permis de rectifier une pareille assertion.

Nous n'ignorons pas, nous partageons même l'opinion, assez récente, qui veut que ce ne soit pas par
les hautes doses de l'élément chimique que les eaux
minérales soient plus efficaces. On fait toujours bien
de distinguer l'énergie d'un médicament de l'efficacité
qu'on lui demande : frapper fort n'est pas frapper
juste. Mais ce n'en est pas moins une réaction contre
l'opinion générale, qui a fait que jusqu'ici on a cherché
tous les moyens possibles d'augmenter le chiffre de la
minéralisation naturelle d'une source.

Selon cette réaction, on parle aujourd'hui d'eaux
déminéralisées ou *dégénérées*, c'est le mot, et qui n'en
sont que meilleures. De pareilles propositions auraient
pour effet de compromettre l'hydrologie médicale, si
on n'y mettait un terme. Mais, nous l'avons dit, nous

admettons la pensée de M. Durand-Fardel : que telles eaux bicarbonatées sodiques peuvent être trop riches pour la cure de telles maladies gastriques.

Cela étant, les sources de Vals sont-elles toutes dans le cas de subir ce reproche ? Un coup d'œil sur l'analyse de ces eaux va nous fournir la réponse.

La première chose qui frappe dans cette analyse, c'est précisément la division des sources de Vals en trois groupes, sous cette désignation : *Fortes, Moyennes, Faibles*. Correspondant à cette division, M. Durand-Fardel aurait pu voir que :

La source *Magdeleine* porte	7,25	
La source *Désirée*. . .	6,04	
La source *Rigolette*. . .	5,80	de bicarbonate
La source *Victorine*. . .	3,34	
La source *Saint-Jean*. .	1,48	de soude.
Et enfin, la source *Marie*. .	0,89	

Si d'un élément partiel on passe au total des éléments qui minéralisent les eaux de Vals, on voit que :

La source *Magdeleine* porte	9,24	
La source *Précieuse*. . . .	8,88	de
La source *Rigolette*. . . .	7,80	minéralisation
La source *Victorine*. . . .	3,56	totale.
La source *Saint-Jean*. .	2,15	
La source *Marie*, enfin. .	1,40	

En présence d'un dosage si bien gradué, on comprend difficilement le grief qu'on suscite aux eaux de Vals à l'égard d'une trop forte composition chimique.

Le reproche n'est vraiment applicable qu'aux sources de Vichy. Du reste, c'est auprès d'elles que l'auteur l'a conçu et que son expérience l'a vérifié sans doute.

Les eaux de Vichy sont fort riches ; mais, remarquons-le, cette richesse est, à peu de chose près, la même pour toutes les sources. Ainsi, le bicarbonate de soude, par exemple, n'y varie (sur 15 sources) que du 4 au 5, et le total des éléments n'y change que du 6 au 9 (1).

Le fait de cette uniformité de formule est très-remarquable sans doute pour des sources qui sont à de grandes distances l'une de l'autre; mais le médecin ne trouve pas le choix des doses minérales à Vichy comme il le trouverait à Vals.

Concluons de cette rectification, dont nous soumettons la justice à M. Durand-Fardel, que l'identité qu'il a reconnue entre les eaux de Vals et de Vichy doit s'arrêter devant le reproche commun d'être trop riches pour certains cas. S'il est vrai pour celles de Vichy, il ne l'est pas pour celles de Vals où les sources présentent au moins six degrés différents de la même minéralisation, mettant ainsi à la disposition du médecin un même médicament à toutes les doses voulues, selon les cas.

Il y a bien dans l'article *Vals*, du *Dictionnaire des Eaux*, une phrase qui montre que l'auteur n'ignore pas qu'à Vals toutes les sources ne sont pas minéralisées *d'une manière excessive*; mais c'est pour dire qu'il y en a *dans des conditions tout opposées*.

De sorte que les eaux de Vals, quand elles ne seraient pas trop riches, seraient trop pauvres de minéralisation. Mais l'analyse est là qui répond que, si en effet la source *Marie* est trop faible, la source *Saint-Jean* sera probablement au degré voulu.

Qu'on n'attribue pas ce déni de justice fait aux eaux de Vals à une estime trop exclusive pour celles de Vichy;

---

(1) M. le docteur Munaret a spirituellement rendu ce fait en disant un jour dans la *Gazette médicale* de Lyon que les sources de Vichy lui faisaient l'effet d'autant de robinets percés au même tonneau.

M. Durand-Fardel pense, et il l'a dit naguère à la Société d'hydrologie médicale de Paris, que les malades de telles affections de l'estomac doivent être dirigés ailleurs qu'à Vichy. (Séance du 10 avril 1865.)

Quand il aura bien vu l'analyse de M. O. Henry, il voudra probablement dans son impartialité qu'on les dirige à Vals.

ANALYSE DE LA SOURCE DOMINIQUE DE VALS.

(Eau sulfuriquée arsenicale ferrugineuse.)

La source appelée la *Dominique*, qui sourd et coule au milieu des autres, présente le phénomène d'une minéralisation aussi rare par sa combinaison chimique que par ses qualités thérapeutiques.

La source *Dominique* est inscrite dans l'analyse de M. O. Henry sous la dénomination spéciale d'eau *Arsenico-ferrugineuse sulfuriquée*. Nous avons déjà vu que cette minéralisation, exceptionnelle dans cette station d'eaux bicarbonatées sodiques, s'expliquait par la nature des roches au sein desquelles ses eaux s'élaborent.

Les forages qu'on poursuit activement pour en augmenter le débit fourniront la raison plus complète de sa composition minérale. En attendant voici le tableau analytique de ses éléments :

Source Dominique de Vals.

Acide sulfurique — arsénique Sesquioxyde de fer Chaux et soude Acide silicique Chlore Acide phosphorique Matière organique	1 gr. 75 pour 1 litre ainsi distri- bués.	Acide sulfuri. libre 1,31 Silicate acide Arséniate » Phosphate » Sulfate »	Ses- qui- oxyde de fer.	0,44
		Sulfate de chaux Chlorure de sodium Matière organique		

$$\overline{1,75}$$

La somme des éléments, marquée par les chiffres 1 gr. 75, paraît d'abord une minéralisation inférieure ; mais ce n'est point ici la quantité, mais bien la qualité des éléments qu'il faut considérer.

Le Soufre, l'Arsenic, le Phosphore ne se trouvent dans les eaux minérales qu'à des doses très-fractionnées, ce qui permet d'en faire usage et d'en tirer profit en médecine. On sait l'importance que l'hydrologie thérapeutique accorde à la présence de l'arsenic dans les eaux. L'importance du phosphore ne doit, certes, pas être moindre. L'union de ces deux substances au soufre n'est pas moins importante.

Nous verrons les maladies dans lesquelles l'eau de la source *Dominique* exerce particulièrement son action curative. Mais l'association des trois éléments cités plus haut justifie déjà et justifiera davantage la spécialité de ses propriétés sur les maladies chroniques de l'appareil respiratoire, dès qu'on pourra l'administrer concurremment en boisson et par les autres moyens pratiqués aujourd'hui dans les établissements thermaux.

La cure des Fièvres intermittentes et de la Chlorose que l'on fait avec elle n'est pas la seule qu'on en puisse attendre. Le jour où Thénard a trouvé l'Arsenic dans les eaux du Mont-Dore, leur efficacité sur les maladies pulmonaires a été expliquée. Aussi voyons-nous avec plaisir que cette source, renommée depuis deux siècles comme boisson dans les maladies de poitrine va être utilisée par le procédé de la pulvérisation avec l'Hydrofère et la Salle de respiration.

Il serait difficile de trouver une combinaison similaire parmi les autres eaux minérales de France. L'observation clinique que nous consulterons plus loin dit que les propriétés curatives de cette source ne sont pas moins remarquables que sa composition.

Le nom de la source Dominique lui vient, dit-on, d'un religieux de l'Ordre des Dominicains qui, le premier, en fit usage et s'en trouva bien.

Le gaz acide carbonique, qui pénètre tous ces terrains est totalement absent de cette eau, qui n'est pas non plus alcaline. Sa réaction sur le papier de tournesol, qu'elle rougit promptement, dit qu'elle est franche· ment acide.

Au sortir de la source, l'eau est très-claire et très-limpide ; mais elle ne tarde pas à louchir au contact de l'air et à produire un dépôt ocreux.

Le goût a quelque chose de particulier, qui ne rappelle aucune autre eau minérale; cependant la saveur styptique atramentaire y est assez distincte. Les malades la boivent sans répugnance, ou s'y habituent en peu de temps ; il est d'observation que les femmes ont pour elle une préférence marquée.

La température de la source *Dominique* est sans variation appréciable de 16 degrés centigrades.

§ I. *Propriétés générales.*

Les sources de Vals, considérées au point de vue de la charge des minéraux qu'elles contiennent, ont été chimiquement divisées en trois groupes, c'est-à-dire en trois degrés bien tranchés de la même minéralisation, *Fortes, Moyennes* et *Faibles.*

Dans la première catégorie se trouvent comprises les sources *Désirée, Précieuse* et *Magdeleine.*

Dans la seconde sont inscrites les sources *Rigolette* et *Victorine.*

Dans la troisième enfin sont les deux sources *Saint-Jean* et *Marie.*

(La source *Dominique,* nous en avons averti, forme une espèce à elle seule, dont les propriétés seront décrites à part.)

Les trois groupes, il serait inutile d'en aviser, sont de la nature des eaux bicarbonatées sodiques.

Il ne faudrait point croire que tous les éléments qui entrent dans la combinaison complexe de chacune de ces sources, ont sur l'analyse les chiffres plus petits à mesure qu'on va des plus fortes aux plus faibles ; il n'en est ainsi que pour l'élément principal, le bicarbonate de soude, sur la dose duquel sont fondés les groupes ci-dessus.

Pour tous les autres éléments secondaires, qui ont néanmoins leur importance, ils peuvent se trouver à plus petite dose dans les sources portées les plus riches, et en plus forte dose dans celles inscrites les plus faibles. Ainsi, pour n'en citer qu'un exemple, le chlorure de sodium, qui a pour chiffre 0,286 dans la *Marie*, rangée dans les plus faibles, n'a pour chiffre que 0,160 dans la *Magdeleine*. La *Rigolette* est très-abondamment pourvue en Fer et Manganèse, la *Précieuse* et la *Désirée* ne contiennent que la moitié moins de ces deux principes.

Ainsi, la *force* ou la *faiblesse* des sources n'est calculée que sur les chiffres comparatifs du principal élément et aussi sur celui de leur total.

Après cette explication, utile pour les praticiens, passons aux propriétés médicales des eaux de Vals.

En règle générale, l'action que les eaux minérales exercent sur l'organisme sain ou malade est en proportion de la richesse de leur minéralisation ; ce qui ne veut pas dire qu'elles guériront d'autant mieux et d'autant plus vite une maladie qu'elles seront plus fortes en agents minéraux ; il a été dit que pour guérir une maladie, il s'agit moins de frapper fort que de frapper juste.

Ainsi telle affection, chronique, profonde, grave, surtout si elle est de celles où l'état nerveux joue un rôle capital, peut se trouver plus convenablement influencée par une eau de composition légère et mitigée, que par une eau de la même espèce, mais plus forte en dissolution. C'est ainsi que M. Durand Fardel a eu raison de dire qu'il est des eaux bicarbonatées sodiques trop riches pour certains cas de gastralgies.

Mais si cette observation est vraie, il est vrai aussi de dire que, dans le plus grand nombre de circonstances, l'emploi d'une eau puissante trouvera son bon emploi. Le soin qu'on s'est donné jusqu'à ce jour pour bien capter les sources et pour obtenir toute la minéralisation qu'elles peuvent avoir, ne sera jamais un contre-sens. L'éloge des eaux dites *déminéralisées*, qu'on cherche à introduire dans l'hydrologie médicale, ne nous a encore que fort médiocrement séduit.

Ceci soit dit pour la science ; car pour les eaux de Vals dont il s'agit ici, on sait qu'il y a des sources à toutes les doses de minéralisation ; c'est-à-dire pour les maladies qui les exigent fortes comme pour celles qui les exigent faibles ou moyennes.

§ II. — *Propriétés physiologiques en général.*

Dans l'état physiologique ou de santé, aucun auteur n'a mieux rendu l'expression des propriétés de l'eau de Vals que Patissier. Citons, à ce sujet, le passage de son Rapport général à l'Académie impériale de médecine en 1854 :

« Dans l'état de santé, l'eau de Vals, prise en bois-« son, augmente l'appétit, rend la digestion plus facile, « régularise les évacuations alvines, et produit parfois « un effet purgatif.

« La circulation devient plus active, la peau plus « chaude ; il se manifeste un sentiment de force et de « bien-être inaccoutumé. Quelques verres de cette eau

« suffisent pour rendre alcalines les sueurs et les uri-
« nes, qui sont naturellement acides. »

Une remarque dont le médecin fera l'épreuve, c'est
que parfois, malgré la tolérance avec laquelle la géné-
ralité des estomacs prennent les eaux de Vals, il advient
comme des exceptions qu'après un usage agréable du-
rant quinze jours ou trois semaines, certaines personnes
arrivent à une sorte de dégoût qui peut aller jusqu'à la
répugnance. Il suffit d'y faire droit pendant un inter-
valle de quelques jours pour voir renaître le désir et le
plaisir de les boire.

Ce que nous disons ici a été observé pour l'eau des
sources fortes; celle de la source *Saint-Jean* n'a jamais
produit ces effets.

Enfin, il est des familles dans le village de Vals, qui
font un continuel usage des eaux de la *Magdeleine*, la
plus riche des sources et les prennent à la dose de deux
litres par jour et par tête ; l'observation n'a constaté
aucun inconvénient qu'on puisse lui attribuer.

Les ouvriers employés aux travaux de la station s'en
désaltèrent de préférence à l'eau de la Volane.

§ III. — *Propriétés thérapeutiques en général.*

Il n'est pas bien prudent aujourd'hui de professer
que les eaux minérales ont des actions spécifiques sur
tel organe malade, ou contre telle espèce morbide ;
mais il sera toujours permis de penser avec Bordeu que
les eaux allant frapper à toutes les portes de l'économie générale, c'est la moins solide qui s'ouvrira la
première.

Nous ne risquerons rien, en conséquence, si nous disons que les eaux de Vals, à l'usage desquelles on soumettra un gastralgique ou un graveleux, s'en iront porter leur effet spécial sur l'estomac ou les reins. On pourrait faire le même raisonnement pour les obstructions hépathiques ou spléniques, pour les engorgements ganglionnaires, pour les congestions viscérales, pour la débilité ou l'exaltation du système nerveux, etc.

De plus, dans l'état actuel de la science, sachant d'avance la combinaison élémentaire d'une eau, rien ne s'opposerait à ce qu'on en déduisît l'affection sur laquelle son action sera curative et l'organe sur lequel retentira particulièrement cette action.

Ainsi, les eaux bicarbonatées sodiques, telles que celles de Vals ou de Vichy, n'ont aujourd'hui besoin que d'être désignées sous cette dénomination au médecin, pour qu'il sache d'expérience dans quel cas morbide elles sont efficacement applicables, et dans quel autre cas elles ne seraient d'aucun effet, si elles n'étaient complétement contr'indiquées.

Notre éducation est donc faite eu égard à cette grande catégorie d'eaux minérales.

Il n'est peut-être pas de praticien en France qui ne sache que les eaux de Vichy et celles de Vals, s'appliquent aux diverses maladies que nous venons de signaler, ou aux composés morbides qu'elles peuvent former entre elles.

Nous sommes donc tout naturellement dispensé de détailler la série des modifications heureuses qui, par suite de leur ingestion, vont se produire sur l'estomac et les intestins, sur la rate et le foie, sur l'appareil urinaire et génital, etc., dans l'état pathologique.

D'ailleurs, les explications qu'on donnerait de la manière dont les médicaments opèrent dans l'organisme malade sont encore bien hypothétiques pour nous apprendre plus que le fait lui-même de leur action définitive : à savoir, pour les eaux de Vals, qu'elles améliorent toujours et qu'elles guérissent souvent les affections chroniques des organes que nous venons de nommer.

Nous savons de science certaine, c'est-à-dire d'expérience, que dans les vices ou les défauts de la digestion, elles relèvent ou redressent le jeu des fonctions gastriques et entériques ; que dans le travail de la gravelle, elles corrigent cette disposition de l'appareil qui en est le siége ; que dans les débilités génitales, elles portent une stimulation sensible sur l'organe lésé ; que dans les obstructions et les engorgements, elles répartissent les humeurs selon leurs circulations normales; que dans la prédominance de telle partie du système nerveux, elles en rétablissent l'équilibre et l'harmonie dans l'ensemble.

C'est là, en vérité, tout ce que nous pouvons savoir de l'action des médicaments en général et de nos eaux minérales, en particulier ; mais c'est assez.

L'observation clinique, dont nous consulterons bientôt les témoignages, certifiera, par des faits nombreux, que telles sont en effet les propriétés thérapeutiques des eaux de Vals, soit qu'on les boive auprès des sources mêmes, dans la saison thermale, soit qu'on en fasse usage à domicile dans les autres saisons de l'année.

Il n'est pas de clinique qui se fasse sur une échelle plus grande que celle des eaux bicarbonatées sodiques; la connaissance de leurs vertus est pour ainsi dire populaire. C'est pourquoi nous pensons qu'écrivant pour

les médecins, il nous eût suffi de dire que les eaux de
Vals sont de cette espèce ; nos confrères auraient su ce
qu'elles étaient et les maladies dans lesquelles il est
d'usage de les ordonner.

LE GAZ ACIDE CARBONIQUE DANS LES EAUX MINÉRALES DE VALS. — ROLE QU'IL JOUE DANS CES MÉDICAMENTS NATURELS.

Le gaz acide carbonique, dans les eaux minérales,
n'a pas obtenu toutes les considérations qu'il mérite de
la part du médecin hydrologue.

On lui tient compte du pétillant qu'il donne au liquide, de la saveur acidule qu'il produit dans la bouche,
de l'appétit qu'il provoque et de la digestion qu'il faci-
lite chez ceux qui ont l'estomac paresseux ou affadi.
Mais ce sont là des qualités physiologiques plutôt que
thérapeutiques ; les eaux de tables, celles, c'est-à-dire,
qui n'ont pas d'autre principe que ce gaz, les posséde-
raient aussi bien.

Ce n'est donc pas à ce point de vue qu'il fallait considérer l'acide carbonique dans les eaux vraiment médici-
nales, comme les bicarbonatées sodiques, par exemple.

Le plan de cette étude ne comporte pas que nous
nous étendions sur ce sujet intéressant de la science ;
mais nous voulons cependant indiquer d'un mot sous
quel aspect il faudrait l'étudier.

En hygiène, on distingue toujours l'*aliment* du *condiment*. Le premier est regardé comme destiné à l'assimilation ou à la réparation des organes ; le second comme propre seulement à favoriser cette action réparatrice.

En thérapeutique, il faudrait établir une distinction semblable et proportionnelle entre la matière médicinale ou le médicament destiné à produire le mouvement curatif, et une sorte de *condiment* qui viendrait, lorsqu'il y aurait lieu, favoriser cette efficacité.

Bref, le gaz acide carbonique des eaux bicarbonatées sodiques, et notamment dans celles de Vals, nous a toujours paru jouer ce rôle de condiment. C'est lui, en effet, qui assaisonne et qui aiguise la propriété de la formule minérale qui leur est propre ; outre cela le chimiste a constaté que c'est encore à la présence intime de ce gaz que les eaux doivent la stabilité de combinaison dont elles jouissent (1).

Ainsi le gaz acide carbonique dans les eaux de Vals en serait le condiment à ce double titre : il servirait à leur facile digestion et à leur convenable assimilation ; mais il servirait aussi ultérieurement à leur donner cette suractivité qui leur est nécessaire pour atteindre l'affection dans ce qu'elle a de plus radical au sein de l'organisme.

---

(1) M. Nepple écrivait, il y a vingt ans déjà, dans le *Journal de médecine de Lyon*, ce qui suit à l'appui de notre opinion et à propos de l'eau gazeuse de Saint-Alban : « Cette Eau alcaline, dit-il, ne produit plus le même effet lorsqu'elle est *plus ou moins privée de son gaz acide carbonique*. On en a la preuve dans les temps d'orage ; le gaz de la source se trouvant alors moins comprimé, s'é-

S'il en est ainsi, comme tout porte à le penser, les vertus spéciales qui distinguent les sources de Vals de leurs congénères sont expliquées. Riches en gaz acide carbonique, il n'en est pas que l'estomac des malades prenne et digère avec plus de facilité; mais il n'en est pas non plus dont l'action curatrice, quant aux maladies dans lesquelles on les ordonne, soit plus prompte et plus sûre.

Les affections des organes digestifs, à l'endroit desquelles on a prétendu qu'elles sont le moins applicables, sont précisément celles contre lesquelles l'expérience nous a démontré leur efficacité supérieure. Que M. Durand-Fardel, l'auteur de l'assertion que nous voudrions rectifier, veuille bien considérer l'analyse de la source *Saint-Jean*, il verra que la dose minérale de cette source en est si doucement ménagée, que très-certainement son eau lui semblera, avec raison, devoir combler les *desiderata* que lui laissent les sources trop peu variées de Vichy. Il y a encore la source *Marie*, qui serait plus mitigée, mais elle serait probablement trop mitigée.

Nous invoquerons plus loin l'expérience clinique des eaux de cette source *Saint-Jean*, sur les affections gastriques, pour voir mettre en relief ses propriétés spéciales, et les faits de cures confirmeront notre opinion, en même temps aussi que celle de M. Durand-Fardel, à savoir qu'il faut des minéralisations atténuées pour guérir certaines maladies d'estomac avec les eaux bicarbonatés sodiques.

---

chappe à gros bouillons, ce qui a pour effet de désacidifier l'eau en partie, de la rendre plus saline et de lui donner un goût saumâtre *dont l'estomac ne se trouve pas aussi bien.* » Le Dr Lucas avait fait une observation analogue pour les eaux de Vichy en temps d'orage.

LES EAUX DE VALS CONSIDÉRÉES QUANT A LA FORMULE MÉDICINALE QU'ELLES PRÉSENTENT.

Une particularité remarquable des eaux de Vals, c'est que les sources que comprend cette station, n'étant qu'à la distance de quelques mètres l'une de l'autre, présentent néanmoins une échelle de la même minéralisation qui les distingue notablement entre elles; différemment de celles de Vichy qui, quoique à de grandes distances, portent toutes, à peu de choses près, la même quantité de leurs principes constituants.

On se rappelle à ce sujet, comme nous l'avons déjà fait remarquer, que le bicarbonate de soude, agent caractéristique de ces eaux, n'y varie, sur le nombre de quinze sources, que du chiffre 4 au chiffre 5; tandis que sur les sources de Vals le même principe s'y trouve depuis le chiffre 1 jusqu'au chiffre 7, en passant pour ainsi dire par tous les nombres intermédiaires.

Nous n'avons pas à revenir sur l'avantage du choix que cette série graduée de composition met à la disposition du médecin, pour subvenir à toutes les indications qui se présentent dans la pratique.

La combinaison chimique des eaux de Vals, envisagée au point de vue de la science pharmaceutique, doit reproduire une formule des mieux réussies par la proportion convenable des éléments qui les composent. Rien n'y est arbitraire, défectueux ou surabondant; tout y est pondéré pour l'effet médicamenteux que ces eaux doivent produire. Les principes et leur quantité s'y trouvent dans la plus exacte mesure.

C'est malheureusement encore une étude à faire que celle d'apprécier, selon les règles de la pharmacopée, les formules que nous présentent les eaux minérales. On trouverait sans doute que ces médicaments, préparés par la nature, sont des types sur lesquels nous ferions bien de prendre exemple pour formuler nos ordonnances au pharmacien.

Nous y apprendrions d'abord que l'association d'un grand nombre d'agents, ou la *polypharmacie*, n'est pas tant à dédaigner, quand nous la trouvons si heureusement mise en œuvre par la nature dans la confection supérieure des eaux minérales.

Aujourd'hui l'on fait des tablettes avec le bicarbonate de soude tout seul, et nous appelons cela des Pastilles de Vichy comme on pourrait les appeler de tout autre nom. Mais c'est une erreur que cette *Monopharmacie*, si on veut faire croire que le principal agent de ces eaux puisse se passer de la combinaison des dix ou douze autres qui en complètent les vertus curatives.

Où sont la magnésie, la chaux, le manganèse, le fer, la silice et l'arsenic, tous ces agents médicamenteux, qui doivent correspondre, sans contredit, chacun et tous ensemble, à l'ensemble et à chacun des éléments morbides qui composent la maladie?

Les eaux de Vals sont dites des bicarbonatées sodiques ; parce qu'une dénomination ne peut pas tout comprendre ; mais elles sont l'association parfaite, c'est-à-dire la combinaison de tous les principes que la chimie y décèle ; et cette combinaison d'un ordre supérieur est, si on peut le dire, fortifiée, vivifiée par la présence intime du gaz acide carbonique qui y joue l'effet utile de condiment pour en multiplier les bons effets sur l'organisme malade.

En attendant que la thérapeutique nous fournisse les preuves effectives de cette assertion, nous pouvons reconnaître, avec les autorités les plus compétentes dans la matière, que les eaux de Vals sont aussi remarquables par chacun que par l'ensemble, par la quantité que par la qualité des éléments qui en composent la formule savante.

Notons que l'Arsenic et l'Iode se trouvent, selon M. Bouis, chimiste de l'Académie de médecine, dans l'eau des sources *Saint-Jean, Précieuse* et *Désirée*. Le chlorure de sodium est contenu dans toutes les sources de Vals. On sait que ce produit a pour effet dans l'organisme, d'après M. le professeur Bouchardat, de donner au sang la densité nécessaire aux phénomènes d'endosmose qui doivent avoir lieu dans l'économie, outre qu'il exerce une puissante influence sur la transformation des humeurs en tissus, d'après M. Poggiale.

DE L'ACTION CURATIVE DES EAUX DE VALS AU POINT DE VUE DE L'ENSEMBLE DE LEURS ÉLÉMENTS.

Il y a, selon la manière de voir des hydrologues, deux procédés pour bien connaître des propriétés thérapeutiques d'une eau minérale.

A. L'un de ces procédés consiste à diviser cette eau en ses éléments minéralisateurs, et, prenant l'un après l'autre chacun de ces éléments, à chercher quelle est l'action qui lui est assignée par l'expérience sur l'organisme malade :

C'est l'analyse des propriétés.

Cela fait, on combine par la pensée toutes ces actions diverses, et de cette combinaison proportionnelle, on déduit l'action collective de l'eau :

C'est la synthèse des propriétés en question.

B. L'autre procédé consiste d'abord à déclarer en principe qu'un médicament, tel qu'une eau minérale, ne doit jamais être divisé en ses éléments pour être bien connu dans l'action qui lui est propre; puisque cette action n'a lieu qu'à la condition que le liquide soit dans son intégrité et son intégralité complètes.

L'eau minérale, formant un tout médicamenteux, ses propriétés thérapeutiques n'en seront dûment expérimentées et rationnellement connues que lorsqu'on aura respecté l'unité naturelle de ce tout, tel que la nature l'a formé et formulé.

Nous n'apprécierons pas la valeur scientifique des deux procédés, si ce n'est en disant qu'à notre avis, ils ne s'excluent pas absolument. Rien n'empêche, en effet, celui qui professe l'un, de se donner la satisfaction de l'autre, ne fût-ce que pour savoir s'ils se confirment, et avoir ainsi une certitude de plus.

Que faisons-nous, médecins, en formulant une ordonnance, sinon associer les propriétés isolément connues de chacun des agents qui y entrent pour former le médicament total? On répondra que ce médicament ne sera pas un composé naturel, comme une eau minérale. La différence est grande, cela est vrai, mais ce sera un médicament, et son action sur l'organisme démontre le plus souvent que, pour être de composition artificielle, il n'en mérite pas moins ce nom.

C'est sous l'influence de cette association des deux procédés que nous allons brièvement exposer les propriétés qui nous occupent dans les eaux de Vals.

S'il est des eaux dont l'action sur l'homme affecté de certaines maladies soit connue, ce sont, sans contredit, les nôtres. L'étude des bicarbonatées sodiques a commencé par elles, et nous pourrions ajouter qu'en se continuant sur d'autres pareilles, cette étude n'a pas considérablement gagné.

Antoine Fabre, notre premier auteur, dans son *Traité des eaux du Vivarais* en 1657, ne nous semble pas avoir ignoré une seule des affections contre lesquelles on les ordonne aujourd'hui. Laissant de côté les exagérations de l'écrivain, il reste le fond pratique, justifié par la suite : « Les eaux de Vals sont toujours propres au traitement des affections chroniques de l'estomac, de la douleur colique, des flux de ventre, des obstructions du mésentère ou de la rate, du grand flux des hémorrhoïdes, du dérèglement des purgations menstruelles, des intempéries et imbecillités du foie, de la gravelle et du calcul. »

Nous n'avons changé que certaines de ces vieilles appellations ; les choses sont restées les mêmes.

Maintenant, comment les eaux produisaient-elles leurs effets sur l'estomac et les intestins malades, sur le foie et la rate, sur la matrice, les reins et la vessie ? C'est le secret des médicaments, que nous ne surprendrons probablement jamais ; et néanmoins on peut, comme M. Patissier, dire que les eaux de Vals doivent produire leur efficacité en réveillant à propos le ton des

organes et le jeu des fonctions ; en ramenant à l'équilibre le travail des sécrétions et des excrétions, etc.
Nous ne savons des remèdes que l'action en plus ou en
moins sur l'organisme. L'effet curatif nous échappe ;
mais l'expérience nous apprend que les eaux de Vals le
produisent généralement.

DE L'ACTION THÉRAPEUTIQUE DES EAUX DE VALS AU POINT DE VUE DE CHACUN DES PRINCIPES.

En dehors de cette action générale, on peut s'atta-
cher aux propriétés des éléments minéralisateurs pris à
part, et dire :

1° Du *bicarbonate de soude* : qu'il agit en pénétrant
dans le sang, auquel il donne une fluidité spéciale, et
duquel il est promptement éliminé par les urines et le
lait, dont il augmente la sécrétion ; ce qui la fait classer
parmi les diurétiques les plus commodes.

2° Du *bicarbonate de chaux* : qu'il agit comme ad-
juvant du précédent ; avec cette différence de direction,
qu'il porte ses modifications sur les organes digestifs,
tandis que le premier les porte sur l'appareil génito-
urinaire.

3° De la *Magnésie* : qu'elle se fait remarquer par
l'aptitude absorbante et antiacide qu'elle a dans les voies
digestives ; à petite dose elle conserve son action doucement purgative.

4° Du *Chlorure de sodium*, le sel marin, en d'autres
termes : qu'il jouit de la propriété d'agir sur la sécrétion biliaire et celle des glandes, lorsqu'elles sont entré

autres sous l'influence de la diathèse lymphatique ou scrofuleuse.

5° Du *Fer*, l'élément tonique par excellence : qu'il est l'agent spécifique des états chlorotiques, l'un des principes du sang (l'hématosine, selon M. Lecanu, en contient 7 p. 100), dont il augmente la plasticité, ce qui le recommande contre les affections anémiques.

6° Des sels d'*Iode*, d'*Arsenic*, de *Silice*, de *Phosphore*, tous éléments que les eaux contiennent en petite dose, à raison de leur énergie d'action. Qu'ils ont les propriétés curatives de l'agent qui caractérise chacun de ces sels..

Nous ne savons rien de bien précis à cet égard; néanmoins l'intérêt qu'on attache à leur présence dans une eau minérale indique le rôle qu'ils y ont.

Nous ignorons ce qu'il en serait pour d'autres eaux; mais pour celles de Vals on est tout surpris de voir comment l'action de chaque élément, pris à part, se retrouve dans l'action générale de l'eau qui en est la combinaison.

Ainsi, n'eût-on d'autres notions que celles des propriétés partielles qui viennent d'être signalées, qu'on serait autorisé jusqu'à un certain point à présumer des eaux de Vals qu'elles seront efficaces dans le traitement des organes malades dont elles modifient réellement les conditions morbides.

Toutefois, la certitude thérapeutique exige que la présomption soit justifiée par la clinique des eaux elles-mêmes.

Or, cette clinique a parlé avant, elle a parlé après, et elle dit aujourd'hui, comme toujours, que les eaux de Vals ont la propriété spéciale de guérir telles maladies chroniques de l'estomac et des intestins, du foie et de la rate, des reins et de la vessie ; et par suite d'être le plus souvent utiles dans la cure de la chlorose et de l'aménorrhée, de la goutte et du rhumatisme, etc.

L'observation moderne nous fournira les moyens de vérifier ces propriétés, en montrant des exemples de cures suivies la plupart de guérison :

Sur les Dyspepsies, l'Entérite chronique et la Gastro-entérite; la Diarrhée et la Constipation;

Sur les Obstructions hépatiques et l'Hypertrophie de la rate, l'Hépatalgie et les Concrétions biliaires ;

Sur les Calculs et la Gravelle, la Cystite catarrhale et les Coliques néphritiques, l'Hématurée et la Prostatite ;

Sur les vices ou défauts de la Menstruation et la Stérilité.

Sur le Rhumatisme, la Goutte et le Diabète ;

Et enfin sur la Chloro-anémie et les Débilités générales.

Telles sont en effet les espèces morbides sur lesquelles les eaux de Vals exercent la plus heureuse influence.

Il ne faut jamais oublier que la station de Vals dispose de sources qui, sous la même minéralisation, présentent trois degrés de dosage, permettant au médecin de choisir et de varier le médicament selon les cas et les degrés morbides soumis à sa pratique.

Outre les sources bicarbonatées sodiques à trois doses graduées, Vals possède la source *Dominique* dont nous avons signalé les propriétés physiques et chimiques et dont nous allons décrire les propriétés curatives.

Au point de vue de la science géologique, l'existence de la source *Dominique* au milieu des sources bicarbonatées sodiques de Vals, est un véritable cas rare. L'hydrologie n'en peut pas citer de semblable dans aucune station d'Eaux Minérales de France.

Tandis que l'acide carbonique anime toutes les autres sources voisines et fait des sels de leur principaux éléments, dans la *Dominique* cet acide manque totalement et se trouve remplacé par l'acide sulfurique à la dose élevée d'un gramme par litre.

Nous avons noté en son lieu la minéralisation remarquable de cette source, désignée par la chimie sous la, dénomination d'eau *Arsénico-Ferrugineuse Sulfurique* (V. p. 22), les propriétés thérapeutiques seront l'objet de ce paragraphe.

Au premier coup-d'œil jeté sur l'analyse de la *Dominique,* il est aisé de voir que cette composition n'a pas d'analogue connue, d'après laquelle on puisse préjuger son action sur l'organisme malade. On voit bien qu'elle doit être énergique et profonde ; mais l'*a priori* ne serait pas prudent au-delà.

Cependant, le Soufre, le Phosphore, l'Arsenic, le Fer et la Silice, qu'elle contient en asséz notables quantités, pourraient nous fournir les mêmes renseignements préalables que les éléments partiels que nous avons consultés pour les sources bicarbonatées sodiques.

Cette étude analytique nous montrerait les agents les plus énergiques de l'ordre des altérants et des toniques, des stimulants et des diaphorétiques, et nous nous ferions de ses qualités une opinion préconçue que l'obsertion pratique viendrait justifier certainement. Mais pour aller plus directement au but, nous consulterons l'expérience clinique.

La source *Dominique*, l'une des plus anciennes de la station de Vals, n'a été adoptée pour les usages médicaux, qu'avec de grandes appréhensions et comme si on en redoutait les effets. On en employa d'abord les eaux en collires contre les maux d'yeux ou en applications sur les plaies anciennes.

Cependant Vincent Raulin nous apprend, dans son *Traité analytique des Eaux*, publié en 1774, qu'elles jouissaient déjà de la réputation d'être fébrifuges à un très haut degré. Depuis lors, devenues plus familières, l'expérience leur a reconnu d'autres vertus.

Ainsi, la Chlorose et l'Anémie, isolées ou réunies, sont traitées avec un grand avantage par les Eaux de la source *Dominique*. Il est même d'observation que ces affections, ayant résisté au traitement assez fréquemment heureux des eaux bicarbonatées de Vals, ont cédé à l'emploi des eaux de cette source.

Mais la tradition de leur efficacité contre les fièvres d'accès intermittentes, quelle que soit leur cause, s'est maintenue ; et dans le pays fort au loin, les médecins et les malades sont d'accord pour ordonner et prendre l'eau de la Dominique pour tous les cas où le quinquina et la quinine sont indiqués. Cette réputation est méritée.

Des applications plus étendues ne peuvent manquer

de fournir aussi les preuves thérapeutiques de leur bon emploi sur les lésions des organes de la génération ; l'élément phosphoré qu'elles renferment doit imprimer sur les facultés de ces organes, affaiblies ou usées avant l'âge, son action stimulante caractéristique.

Quant à l'arsenic, ce n'est pas seulement de son énergie contre les fièvres intermittentes qu'il faut se contenter ; il importe de s'assurer par une expérience plus complète s'il conserve dans ces Eaux les propriétés éminentes qu'il a sur les maladies chroniques de l'appareil respiratoire. Les eaux du Mont-d'Or n'ont eu vraiment l'explication de leur efficacité séculaire sur les lésions pulmonaires, que lorsque Thénard y eut décélé la présence d'un atome d'arsenic : un milligramme, tandis que la *Dominique* en a trois fois plus.

Ce que la Buvette n'a pas permis de constater à ce sujet, les inhalations au moyen de l'eau pulvérisée le constateront. C'est ce que nous nous proposons d'entreprendre dès la saison prochaine. La chose est trop importante pour l'avenir de la station de Vals 'pour que nous retardions plus longtemps cette expérience.

Les eaux de la source *Dominique*, nous le répétons, donnent à prévoir les grands avantages qu'on peut en attendre lorsque, au moyen de l'Hydrofère du larynx et de la Chambre de respiration, on l'aura soumise au procédé de M. Sales-Girons.

Il n'est pas un praticien auquel on soumette les principes minéralisateurs contenus dans cette eau qui n'en tire la présomption que ses vertus s'appliqueront à la cure des maladies de poitrine en général, mais particulièrement dans lesquelles il ordonnerait la liqueur de Fowler ou les fumigations arséniées de M. Trousseau.

La combinaison des autres éléments, tels que le soufre et le fer, le chlore, ne peuvent que confirmer cette opinion.

Nous reviendrons sur ce sujet en parlant de l'Etablissement thermal et des distillations destinées à le compléter.

De la conservation des eaux de Vals quant à leurs minéralisation, par le gaz acide carbonique et la température.

Les eaux de Vals, longtemps négligées par des circonstances qu'il serait difficile d'expliquer, n'ont eu qu'à se rappeler de nom au souvenir des médecins pour reprendre en peu de temps une bonne partie du terrain qu'elles avaient perdu devant les eaux de Vichy.

Les eaux de Vals en bouteilles, voyagent aujourd'hui d'un bout de la France à l'autre, et Paris est déjà le tributaire qui leur fait le plus d'honneur.

Les bicarbonatées sodiques, heureusement, ne sont pas les plus difficiles à maintenir longtemps dans leur intégrité de composition. Cependant il importe d'y retenir le gaz acide carbonique, aussi nécessaire à leur conservation minérale qu'à leur bonne digestion.

Sur ce point, nous pouvons témoigner que nulle part on ne se donne les soins et les précautions qu'on prend à Vals pour la mise en bouteilles, pour la compression méthodique du bouchon, et pour les garanties qui président à leur expédition lointaine.

La température naturellement inférieure des sources de Vals est une des premières conditions pour atteindre ce but ; car la chimie a constaté, en effet, que moins une eau minérale aurait à se refroidir en passant de la source à la bouteille, moins elle serait exposée à s'altérer dans sa composition médicamenteuse.

Les eaux de Vals sourdent à la température de 13 à 16 degrés centigrades ; c'est-à-dire qu'elles sont moins que tièdes. Cette différence avec la plupart des sources de Vichy, qui sont très-chaudes, leur donne l'avantage de ne pas se détériorer par le refroidissement.

En fait d'eaux minérales transportées et conservées en bouteilles, les plus petites choses sont à considérer ; la question de la température, au contraire, est un point capital.

La quantité d'acide carbonique, la basse température naturelle, les précautions de puisement, les soins requis pour le plus parfait embouteillage et le transport, telles sont les conditions qui président à la bonne conservation que les médecins et les malades reconnaissent aux eaux de Vals consommées à domicile.

L'ÉTABLISSEMENT THERMAL DE VALS.

Nous n'avons encore rien dit du pays de Vals, contrairement à la règle qui fait un devoir aux auteurs comme nous de décrire les conditions hygiéniques avant de parler de la médication qu'elles peuvent influencer.

Nous nous étions réservé d'en dire un mot à propos de l'établissement thermal, qui est la raison même du séjour des étrangers intéressés à ces notions préliminaires.

Le pays de Vals est charmant; le bourg ou plutôt la petite ville de ce nom est tout à fait digne de sa destination. Le site des bains et des sources est des plus pittoresques par le fait du grand rideau de montagnes qui le protégent contre tous les vents, excepté de ceux du sud-ouest, les plus doux pour les malades.

La végétation des terres est des plus variées; cependant le mûrier, dont la feuille fraîche nourrit le vers à soie, est l'objet d'une culture particulière à la contrée.

Tout est promenades dans ce séjour, et il y en a pour tous les goûts : dans la plaine pour ceux qui pèchent par les forces, dans les montagnes pour ceux qui cherchent l'exercice et le grand air. Les buts d'excursion sont aussi nombreux que variés.

La vie du baigneur est facile à Vals : depuis des siècles que les étrangers s'y rendent pour ses eaux, les habitants se sont faits aux besoins qu'ils apportent avec leurs infirmités et leurs exigences.

C'est à l'entrée du bourg, en arrivant par Aubenas, que se trouve l'Etablissement thermal des eaux de Vals. Il est beaucoup moins ancien que les sources, puisqu'il ne date que de 1845, ainsi que nous l'apprend cette citation prise de Dupasquier, alors professeur de chimie à l'Ecole de médecine de Lyon.

« Les eaux de Vals n'ont encore été employées que « pour l'usage intérieur ; mais il n'est pas douteux « qu'administrées en bains et en douches, elles ne puis- « sent produire les effets propres à leur espèce... »

M. Dupasquier s'étant assuré que le chauffage des

eaux pour la balnéation n'en altérait pas sensiblement la composition chimique, conseilla au propriétaire d'élever l'établissement thermal qui existe aujourd'hui; la citation se termine par ces paroles : « Nous avons tout « lieu d'espérer que les eaux de Vals, dont l'usage à l'in- « térieur est déjà un si puissant moyen de guérison, « pourront rivaliser avec les eaux de Vichy et du Mont- « Dore, alors qu'elle offrira aux malades la ressource « encore plus efficace dans ses applications à l'inté- « rieur. »

On voit que Dupasquier n'ignorait pas l'efficacité supérieure des eaux de Vals en boisson, non-seulement sur celles de Vichy, mais encore sur celles du Mont-Dore, auxquelles nous ne les avons pas comparées comme nous pouvions le faire.

L'Etablissement thermal de Vals renferme une installation suffisante pour l'administration des bains et des douches.

Ce n'est point ici le lieu d'exposer les cures qui s'y font et les genres de maladies que l'on y traite.

Comme le dit très-bien Dupasquier, l'expérience a démontré que les malades auxquels les eaux de Vals sont utiles en boisson et qui déjà s'en sont bien trouvés chez eux, doivent retirer un double profit des moyens de la balnéation.

C'est en effet ce qui arrive, comme nous nous ferons un devoir de le prouver par nos observations cliniques.

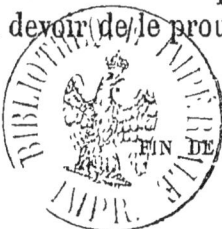

FIN DE LA PREMIÈRE PARTIE.

Paris. — Imprimerie Moquet, rue des Fosses-Saint-Jacques, 11.

TABLE DES MATIÈRES.

Paris — Imp. Moquet, rue des Fossés-Saint-Jacques, 11.

www.ingramcontent.com/pod-product-compliance
Lightning Source LLC
Chambersburg PA
CBHW032310210326
41520CB00047B/2843